Diète cétogène pour les débutants

Guide pour vivre le style de vie Keto avec des desserts cétogènes et des collations sucrées Fat Bomb Recipes

Table des matières

Introduction

Je tiens à vous remercier et à vous féliciter pour le téléchargement du livre, "Diet cétogène pour les débutants: Guide pour vivre le style de vie Keto avec des desserts cétogène et des collations sucrées Fat Bomb Recipes".

Ce livre contient des étapes éprouvées et des stratégies sur la façon de maintenir la façon cétogène de manger et de profiter de vos friandises préférées sans la culpabilité.

Ce livre vous montrera que, même si le régime céto implique de contrôler la quantité de glucides que vous consommez, cela ne signifie pas d'avoir à abandonner vos gâteaux bien-aimés et autres friandises sucrées.

Dans ce livre, vous apprendrez beaucoup de recettes pour des desserts céto-approuvés, des collations sucrées et des bombes grasses qui raviront vos papilles avec leur texture et leur goût presque pécheurs. La meilleure partie est, ces friandises vous permettent d'avoir votre plein de graisses saines et de bonbons, et vous perdez encore du poids!

Merci encore d'avoir téléchargé ce livre, j'espère que vous l'apprécierez!

Chapitre 1 Le mode de vie de Keto Beginner It Up

Bases de régime cétogène

Quoi: Le régime cétogène est un régime sain qui implique de manger des aliments qui sont faibles en glucides et riches en graisses. Une personne qui parvient à maintenir le régime cétogène découvre que la perte de poids est plus facile et plus efficace, mais il faut également souligner que vivre le style de vie cétonique peut aider à réduire le risque de nombreuses maladies, y compris l'épilepsie, le diabète, la maladie d'Alzheimer et les accidents vasculaires cérébraux. maladie cardiaque.

Comment: Une fois que votre corps commence le régime cétogène, il entre dans un état de cétose qui l'oblige à puiser de l'énergie pour alimenter ses processus à partir de corps cétoniques plutôt que de glucose. L'avantage de cet effet cétonique est que votre corps finit par utiliser des sources d'énergie stables qui sont plus stables que le glucose dérivé de glucides. Vous pouvez vous attendre à ce que votre corps atteigne l'état de cétose dans les trois jours à une semaine dans votre alimentation. Votre corps ne se tournera plus vers les glucides et utilisera plutôt vos réserves de graisse et consommera de la graisse pour le carburant.

Pourquoi: Lorsque vous suivez le régime cétogène, votre corps va profiter de ces avantages à long terme pour la santé:

• Perte de poids significative

• Réduction de la graisse corporelle

• Réduction de l'appétit

• Diminution de la glycémie et de la pression artérielle

• De bons niveaux de bon cholestérol

• Diminution de la résistance à l'insuline

• Abaissement des niveaux de triglycérides (molécules de graisse dans la circulation sanguine)

Le régime cétogène vous permet également de profiter de ces autres avantages dans votre vie de tous les jours:

• Plus longues périodes de se sentir plein après un repas

• Réduction de l'envie de collations

• Probabilité réduite de trop manger

• Niveaux d'énergie plus constants

Aliments à éviter sur le régime cétogène

• Les produits alimentaires à faible teneur en matières grasses, qui contiennent souvent des quantités élevées de glucides et sont généralement hautement transformés

• Les aliments sucrés comme la crème glacée, les bonbons, les gâteaux, les biscuits, les smoothies, les sodas et les jus de fruits

• Les produits alimentaires sans sucre, qui sont hautement transformés et ont tendance à contenir de grandes quantités d'alcools de sucre qui peuvent affecter vos niveaux de cétone

• Certaines sauces et autres condiments, qui contiennent des graisses malsaines ainsi que des sucres raffinés

• Boissons alcoolisées, riches en hydrates de carbone

• Graisses malsaines, y compris la mayonnaise et les huiles végétales transformées

• Grains / amidons comme les pâtes, les céréales, le riz et les produits à base de blé

• Tubercules et légumes-racines comme les pommes de terre, les panais, les carottes et les patates douces

• Légumineuses / haricots, y compris les pois, les pois chiches, les lentilles et les haricots rouges

• Fruits de toutes sortes, sauf pour les fraises et autres baies en petites quantités

Aliments autorisés sur le régime cétogène

• Poissons gras comme le saumon, le thon, le maquereau et la truite

• Oeufs (choisissez oméga-3 entiers ou pâturés)

• de la viande, y compris de la viande rouge, du poulet, de la dinde, du steak, du bacon, du jambon et de la saucisse

• Huiles saines telles que l'huile de coco, l'huile d'olive (extra vierge) et l'huile d'avocat

• Noix et graines, y compris les noix, les graines de chia, les amandes, les graines de citrouille et les graines de lin

• Avocats (entiers ou faits à la maison en guacamole)

- Légumes à faible teneur en glucides tels que les tomates, les poivrons, les oignons et les légumes verts

- Fromages non transformés tels que le fromage de chèvre, le fromage cheddar et le fromage bleu

- Crème et beurre (de préférence nourris à l'herbe)

- Sel et poivre ainsi que des épices et des herbes saines

Exemple de plan de repas d'une semaine pour vous aider à démarrer le régime cétogène

DIMANCHE

Petit déjeuner - champignons, bacon et œufs au plat

Déjeuner - Burger au fromage, à la salsa et au guacamole

Dîner - Oeufs et steak avec salade sur le côté

LUNDI

Petit déjeuner - Oeufs et tomates au bacon

Déjeuner - Salade de poulet à l'huile d'olive et saupoudrée de fromage feta

Dîner - Lances d'asperges cuites au saumon et au beurre

MARDI

Petit déjeuner - Omelette faite avec des œufs, du fromage de chèvre, de la tomate et du basilic

Déjeuner - Milkshake fait avec du lait d'amande, poudre de cacao, beurre de cacahuète et stevia

Dîner - Boulettes de viande avec des légumes et du fromage cheddar

MERCREDI

Petit déjeuner - Milkshake fait avec du lait d'amande, poudre de protéine de vanille, graines de chia, et stevia

Déjeuner - Salade de crevettes à l'huile d'olive et garnie de tranches d'avocat

Dîner - Côtelettes de porc, salade de brocoli et parmesan

JEUDI

Petit déjeuner - Omelette faite avec des œufs, des poivrons, des oignons, des épices, de la salsa et de l'avocat

Déjeuner - bâtonnets de céleri avec guacamole, salsa et noix (une poignée)

Dîner - Légumes et poulet farcis au fromage à la crème et au pesto

VENDREDI

Petit-déjeuner - Yogourt (sans sucre) garni de poudre de cacao et de beurre d'arachide

Déjeuner - Boeuf et légumes, sautés dans de l'huile de coco

Dîner - Burger sans chignon avec oeuf, fromage et bacon

SAMEDI

Petit déjeuner - Légumes et omelette à base d'œuf, jambon et fromage

Déjeuner - Noix avec fromage tranché et jambon

Dîner - Épinards, poisson blanc et oeuf, sautés dans de l'huile de coco

Collations amicales régime cétogène pour vous permettre jusqu'à la prochaine repas

• **Œufs durs (1 à 2 morceaux)**

• **Milkshake (utilisez du lait d'amande, du beurre de noix et de la poudre de cacao pour le rendre faible en glucides)**

• **Noix ou graines (une poignée)**

• **Olives et tranches de fromage**

• **Fraises garnies de crème**

• **Chocolat noir (90%)**

• **Guacamole avec salsa et bâtonnets de céleri**

• **yaourt grec avec poudre de cacao et beurre d'amande**

• **Bâtonnets de poisson gras**

• **Restes de repas / dîner (une petite assiette)**

Conseils rapides pour gérer les effets secondaires de Keto

1. Déshydratation et maux de tête

Pendant vos deux premières semaines sur le régime kéto, votre corps utilise son glycogène (réserves de sucre). En conséquence, l'eau est libérée dans votre circulation sanguine, puis excrétée dans votre urine. Les sels se perdent aussi, ce qui provoque une déshydratation et des maux de tête. Gardez votre corps déshydraté avec beaucoup d'eau et reconstituer les sels perdus en buvant des bouillons d'os ou en saupoudrant du sel de mer sur votre vaisselle.

2. Crampes aux jambes

Bénignes et gênantes, ces crampes aux jambes provoquées par le régime cétogène sont dues à des niveaux de sodium extrêmement bas dans le corps. L'hydratation avec de l'eau et l'ajout de sel à vos aliments aident également à remédier à ce problème.

3. Changements de l'habitude intestinale

Ceci est le résultat de votre corps essayant de s'adapter à votre nouveau régime, et vous pouvez vous attendre à ce qu'il soit résolu en une à deux semaines. Sinon, vous ne mangez peut-être pas suffisamment de fibres, alors essayez d'ajouter plus de légumes fibreux, non féculents, de graines, de noix et de légumineuses dans vos repas.

4. Mauvaise haleine

Votre corps excrète des cétones dans vos urines, votre sueur et votre respiration, ce qui explique le soi-disant «souffle céto». Cette condition est temporaire et facilement soulagée en mâchant de la gomme sans sucre, en utilisant des rafraîchisseurs d'haleine et un rince-bouche, et en se brossant les dents plus souvent.

Stratégies pour vivre un style de vie cétogène:

1. Pratiquez le jeûne.

Envisager de jeûner pendant de courtes périodes - le jeûne intermittent permet à votre corps de brûler plus d'énergie puisque vous ne mangez pas autant. Bientôt, votre corps ne fonctionnera qu'avec de la graisse.

2. Obtenez plus d'activité physique.

Votre corps se tourne déjà vers les graisses pour sa source d'énergie pendant que vous suivez le régime cétogène. L'ajout de l'activité physique force votre corps à utiliser plus de graisse, accélérant ainsi votre cétose et votre perte de poids.

3. Consommez plus de graisses saines.

Lorsque vous consommez plus de graisses saines, vous augmentez essentiellement vos taux de cétones, ce qui vous permet de pénétrer plus rapidement dans la zone cétogène.

4. Consommez suffisamment de protéines.

Cela garantit que votre corps ne se tourne finalement pas vers vos muscles pour ses besoins énergétiques, ce qui réduira votre masse musculaire et réduira la capacité de votre corps à perdre plus de poids.

5. Faites céto même au restaurant.

• Commandez des plats à base de poisson, à base de viande ou des plats à base d'œufs.

• Optez pour des légumes, de l'avocat ou du fromage en plus des ajouts de glucides élevés, comme les frites de pommes de terre.

• Essayez d'avoir un hamburger sans pain.

• Demander de la salsa ou du guacamole supplémentaire lors de la commande dans les restaurants mexicains.

• Choisissez d'avoir des baies et de la crème ou des fromages mixtes pour le dessert.

Chapitre 2 Desserts cétogènes qui ne ruineront pas votre régime sain

Mousse Keto Chocolatée Chaude

Ingrédients:

Jaunes d'oeufs, pâturés (2 pièces)

Gélatine, nourrie à l'herbe (1/2 cuillère à soupe)

Gousses de vanille, moulues (1/2 cuillère à thé)

Huile de coco, fondue (3 cuillères à soupe)

Lait de noix de coco, entièrement gras, divisé (1 2/3 tasses)

Collagène, nourri à l'herbe (3 cuillères à soupe)

Xylitol, bouleau d'origine (2 cuillères à soupe)

Poudre de cacao (1/3 tasse)

Instructions:

1. Mélanger le lait de coco (1/2 tasse), la gélatine et le xylitol dans une casserole chauffée à feu moyen-doux jusqu'à homogénéité.

2. Traitez le reste du lait de coco, les jaunes d'œufs, les gousses de vanille, la poudre de cacao, le collagène et l'huile de coco dans le mélangeur. Ajouter le mélange de gélatine et mélanger à nouveau jusqu'à l'obtention d'une bonne combinaison.

3. Versez la mousse au chocolat dans des bocaux en verre. Laisser reposer pendant trente minutes avant de réfrigérer pendant une heure.

4. Servir et apprécier.

Pouding au chocolat délicieux

Ingrédients:

Lait de noix de coco (1/4 tasse)

Cacao en poudre, cru, non sucré (1 cuillère à soupe)

Noix de cacao, crues (1/2 cuillère à soupe)

Erythritol (1 cuillère à soupe)

Graines de chia, moulues / entières (1/4 tasse)

Eau filtrée (1/2 tasse)

Stevia (5 gouttes)

Cannelle (1/4 cuillère à café)

Instructions:

1. Remplissez un bol d'eau et de lait de coco. Ajouter la poudre de cacao, les graines de chia, la stévia et l'érythritol.

2. Mélanger et laisser reposer pendant huit heures ou toute la nuit au réfrigérateur.

3. Servir garni de graines de cacao.

Rouleau de chocolat le plus facile jamais

Ingrédients:

Noix de coco râpée (1 tasse)

Noix de pécan, crues (2 tasses)

Chocolat au four, non sucré (2 onces)

Extrait de vanille, pur (1 cuillère à soupe)

Stevia (1 cuillère à café)

Instructions:

1. Remplissez le robot de cuisine avec tous les ingrédients. Traiter jusqu'à bien mélanger.

2. Transférer le mélange sur une plaque à pâtisserie tapissée de papier parchemin. Moule en un rouleau avant de placer dans le congélateur.

3. Au bout de trois heures, trancher le pain en morceaux d'un demi-pouce d'épaisseur.

4. Servir tout de suite.

Délicieuses grappes d'arachides

Ingrédients:

Huile de coco (1 cuillère à soupe)

Stevia, liquide (5 cuillères à café)

Chocolat au four, non sucré (1/2 cuillère à café)

Arachides (6 onces)

Instructions:

1. Chauffer l'huile de noix de coco et le chocolat au micro-ondes jusqu'à ce qu'ils soient fondus. Mélanger pour combiner.

2. Ajouter la stevia et les cacahuètes. Bien mélanger pour bien enrober les cacahuètes de tous les côtés.

3. Déposer une cuillerée à soupe du mélange sur une plaque à pâtisserie recouverte de parchemin. Laisser reposer les grappes de cacahuètes pendant dix minutes avant de les placer dans le réfrigérateur.

Biscuits faciles à la noix de coco et au chocolat

Ingrédients:

Beurre de cacao, fondu (2 cuillères à soupe)

Huile de coco, fondue (1/4 tasse)

Noix de cacao (1 cuillère à soupe)

Poudre de cacao (1/3 tasse)

Noix de coco, râpée, non sucrée (1 tasse)

Érythritol (3 cuillères à soupe)

Instructions:

1. Mélanger tous les ingrédients dans un grand bol.

2. Mouler le mélange dans des biscuits et les disposer sur une plaque à pâtisserie recouverte de papier parchemin.

3. Placer au congélateur pendant quinze minutes avant de servir.

Pudding à la tarte à la citrouille

Ingrédients:

Lait de noix de coco (1/4 tasse)

Purée de citrouille, faite maison (1/4 tasse)

Graines de chia (1/4 tasse)

Lait d'amande (1/4 tasse)

Erythritol (1 cuillère à soupe) + stevia (5 gouttes)

Épices tarte à la citrouille, fait maison (1/2 cuillère à café)

Instructions:

1. Versez le lait de coco dans un grand bol.

2. Ajouter la purée de citrouille, le mélange d'épices à la citrouille (1/2 cuillère à thé), l'eau, les graines de chia, la stévia et l'érythritol.

3. Mélanger tous les ingrédients jusqu'à consistance lisse, puis verser dans un pot propre. Laisser le mélange reposer pendant dix à quinze minutes (ou placer dans le réfrigérateur pour refroidir pendant la nuit).

4. Servir garni d'un filet de cannelle.

5. Profitez.

Gelato au citron succulent

Ingrédients:

Lait, non laitier (1 tasse)

Swerve (1/2 tasse)

Zeste de citron, fraîchement râpé (2 ½ cuillères à soupe)

Lait de noix de coco, entier (1 boîte)

Jaunes d'oeufs (4 pièces)

Jus de citron, fraîchement pressé (3/4 tasse)

Instructions:

1. Mettre les jaunes d'oeufs dans un bol moyen. Fouetter bien avant de mettre de côté.

2. Verser le lait non laitier et le lait de coco dans une casserole (à fond épais). Mélanger, puis chauffer à feu moyen-vif. Laisser mijoter le mélange avant de baisser la température.

3. Fouetter graduellement le mélange de lait chauffé dans le mélange de jaunes d'œufs. Une fois bien combinés, verser lentement dans la même casserole, en veillant à remuer constamment.

4. Incorporer le zeste de citron. Laissez le mélange s'épaissir pendant que vous continuez à remuer le mélange, puis éteignez le feu.

5. Versez le jus de citron. Remuez pour combiner avant de filtrer les graines et le zeste de citron.

6. Versez le mélange dans un bocal propre, couvrez et réfrigérez pendant deux à trois heures.

7. Transférer dans un moule à pain et placer au congélateur. Une fois ferme, servez et appréciez.

Keto Crème glacée aux fraises

Ingrédients:

Fraises, congelées (16 onces)

Fraises, fraîches, hachées (1/2 tasse)

Swerve (3/4 tasse)

Lait de noix de coco (13 ½ onces)

Instructions:

1. Placer tous les ingrédients dans le mélangeur (à l'exception des fraises fraîches).

2. Traiter jusqu'à ce que le tout soit bien combiné et lisse, puis verser dans la sorbetière. Suivez les instructions du fabricant pour le traitement du mélange.

3. Juste quand votre crème glacée est presque terminée, mélangez les fraises fraîches.

4. Congeler la glace à la fraise pendant environ une à deux heures ou jusqu'à ce qu'elle soit durcie.

5. Servir et apprécier.

Parfait au pouding à la vanille et à la crème

Ingrédients:

Baies fraîches (170 grammes)

Lait de coco, entier, réfrigéré (398 millilitres)

Noix, hachées, divisées (90 grammes)

Extrait de vanille, pur, sans alcool (1 cuillère à café)

Stevia, liquide (10 gouttes)

Instructions:

1. Remplissez le bol du batteur sur socle avec le lait de coco. Ajouter l'extrait de vanille et le stevia; fouetter jusqu'à homogénéité.

2. Placer les noix et les baies dans un grand bol. Mélanger pour combiner.

3. Remplissez quatre pots avec des portions égales (3 cuillères à soupe chacune) du pouding à la vanille préparé. Garnir avec la moitié du mélange noix-baie avant d'ajouter une autre couche de pouding à la vanille.

4. Terminer tous les bocaux en les garnissant du reste du mélange de noix et de petits fruits.

5. Servir saupoudré de cannelle moulue et profiter.

Biscotti au chocolat

Ingrédients:

Graines de chia (2 cuillères à soupe)

Bicarbonate de soude (1 cuillère à café)

Poudre de cacao (1/4 tasse)

Oeuf (1 pièce)

Sel (1/4 cuillère à café)

Amandes entières (2 tasses)

Noix de coco, râpée, non sucrée (1/4 tasse)

Huile de noix de coco (1/4 tasse)

Stevia (1 cuillère à soupe)

Instructions:

1. Réglez le four à 350 degrés Fahrenheit pour préchauffer.

2. Placer les amandes entières et les graines de chia dans le robot culinaire. Mélanger jusqu'à l'obtention d'un mélange assez fin. Transférer dans un grand bol.

3. Ajouter le reste des ingrédients et mélanger. Une fois uniformément mélangé dans une texture pâteuse, placer sur une feuille de papier d'aluminium.

4. Façonner la pâte en 8 portions en forme de biscottis. Placer au four pendant environ douze minutes ou jusqu'à ce que le tout soit pris.

5. Servir tout de suite.

Gâteries pour biscuits frostbite Keto

Ingrédients:

Oeufs (2 pièces)

Huile de coco / beurre (1/2 tasse)

Poudre de cacao, non sucrée (1 tasse)

Sel de mer, celtique (1/4 cuillère à café)

Swerve (1 ¾ tasse)

Vanille (2 cuillères à café)

Tremper:

Renverser les confiseurs (2/3 tasse)

Beurre de cacao, comestible (4 onces)

Extrait de vanille (1 cuillère à café)

Sel de mer, celtique (1/4 cuillère à café)

Extrait d'amande (1/4 cuillère à café)

Instructions:

1. Réglez le four à 350 degrés pour préchauffer.

2. Placer le beurre / l'huile dans un bol moyen. Ajouter l'édulcorant et remuer pour combiner. Verser les oeufs et remuer jusqu'à ce qu'ils soient bien mélangés.

3. Ajouter le sel, les extraits et la poudre de cacao. Mélanger jusqu'à ce que le tout soit bien mélangé, puis façonner en boules de deux pouces.

4. Disposer les boules de pâte sur une grande plaque à biscuits, en veillant à les espacer uniformément d'environ deux pouces. Appuyez légèrement sur chaque balle pour l'aplatir.

5. Mettre au four pendant environ dix minutes, avant de laisser reposer pour refroidir.

6. Utiliser un bain-marie, chauffé à feu moyen-vif, pour faire fondre le beurre de cacao (alternativement, chauffer au micro-ondes pendant une à deux minutes). Ajouter l'édulcorant, les extraits et le sel; remuer pour combiner. Laissez le mélange de chocolat blanc refroidir un peu.

7. Étaler un côté de chaque biscuit avec le chocolat blanc préparé, en veillant à couvrir uniformément la surface. Placer dans le congélateur pendant deux à trois minutes ou jusqu'à ce que le chocolat blanc se couche.

8. Servir immédiatement.

Brownies à la noix de coco

Ingrédients:

Noix, hachées (1/2 tasse)

Oeufs, biologiques, pâturés (2 pièces)

Extrait de vanille (1 cuillère à café)

Noix de coco râpée (1/2 tasse)

Huile de coco, fondue (1 tasse)

Bicarbonate de soude (1/2 cuillère à café)

Poudre de cacao / cacao biologique (3/4 tasse)

Stevia, en poudre (2 cuillères à café)

Lait de coco, entier (1/2 tasse)

Farine d'amande, blanchie (1 ¼ tasse)

Instructions:

1. Réglez le four à 350 degrés pour préchauffer.

2. Remplissez un grand bol avec les oeufs, le lait de coco, l'huile de coco, l'édulcorant, la vanille et le cacao. Remuez jusqu'à bien mélanger.

3. Placez la farine d'amande dans un autre grand bol. Ajouter la noix de coco râpée et le bicarbonate de soude; remuer pour combiner et ajouter au mélange d'œufs. Mélangez bien avant de verser le mélange entier dans un plat allant au four.

4. Placer dans le four pour cuire au four pendant une demi-heure. Une fois cela fait, laisser refroidir pendant quinze minutes.

5. Servir et apprécier.

Chapitre 3 - Des collations sucrées cétogènes qui satisfont vos envies de sucreries

Barres à l'avoine Fudgy

Ingrédients:

Noix de coco, râpée, non sucrée (1/2 tasse)

Farine de noix de coco (1/3 tasse)

Cœurs de chanvre (2 tasses)

Huile de noix de coco (1 tasse)

Xylitol (1/4 tasse)

Extrait de vanille, pur (1/2 cuillère à café)

Truquer:

Lait de coco, entier (1/2 tasse)

Chocolat, non sucré (10 onces)

Stevia (10 gouttes)

Instructions:

1. Dissoudre le xylitol dans l'huile de noix de coco en chauffant sur le milieu pendant environ deux minutes.

2. Incorporer les cœurs de chanvre, l'extrait de vanille, la farine de noix de coco et la noix de coco râpée. Éteindre le feu et continuer à remuer jusqu'à ce qu'ils soient bien combinés.

3. Étendre ½ du mélange de coeurs de chanvre sur une plaque à pâtisserie (9x9) tapissée de papier parchemin. Placer dans le réfrigérateur.

4. Entre-temps, mélanger le lait de coco, la stévia et le chocolat à feu doux.

5. Retirer le mélange de coeurs de chanvre refroidi du réfrigérateur. Étaler le mélange de chocolat fondu sur le dessus avant de couvrir avec la moitié restante du mélange de cœurs de chanvre (émietté dans vos mains).

6. Réfrigérer pendant huit heures ou jusqu'à ce qu'il soit complètement réglé. Trancher, servir et apprécier.

Smoothie à la menthe et au chocolat

Ingrédients:

Lait de noix de coco (1/4 tasse)

Poudre de cacao (1 cuillère à soupe)

Glaçons (3 pièces)

Stevia, liquide (3 gouttes) OU érythritol, en poudre (2 cuillères à soupe)

Lait d'amande / noix de cajou, non sucré (1 tasse)

Avocat, moyen (1/2 pièce)

Menthe fraîche (3 feuilles)

MCT huile (1 cuillère à soupe)

Garniture:

Lait de coco (1 cuillère à soupe) OU crème fouettée (1 cuillerée à soupe)

Instructions:

1. Remplissez le mélangeur avec tous les ingrédients.

2. Traiter jusqu'à ce que le mélange soit homogène et lisse.

3. Garnir de lait de coco ou de crème fouettée et boire.

Gâteau au chocolat Keto

Ingrédients:

Oeuf (1 pièce)

Beurre d'amande, lisse, blanchi (1/4 tasse)

Poudre Douce, Épicure (1/2 cuillère à thé)

Thé Chai, Épicure, fortement brassé (2 cuillères à soupe)

Poudre de cacao (2 cuillères à soupe)

Poudre à pâte (1/4 cuillère à café)

Stevia, sans alcool (4 gouttes)

Xylitol, bouleau, sans maïs (1 cuillère à café)

Instructions:

1. Placer les ingrédients secs dans un bol moyen et bien mélanger.

2. Remplissez un autre bol moyen avec les ingrédients humides; fouetter jusqu'à bonne combinaison.

3. Verser le mélange sec dans le mélange humide et mélanger.

4. Versez la pâte dans une tasse légèrement graissée avec de l'huile. Chauffer au micro-ondes à puissance maximale pendant une à deux minutes.

5. Transférer le gâteau de tasse de chocolat sur une assiette.

6. Servir arrosé de chocolat fondu.

7. Profitez.

Mini muffins aux épices et au gingembre

Ingrédients:

Noix de muscade moulue (1/8 cuillère à thé)

Huile de coco, fondue (1/4 tasse)

Extrait d'amande, naturel (1/4 cuillère à café)

Gingembre moulu (2 cuillères à café)

Stevia, liquide (20 gouttes) OU xylitol (2 cuillères à café)

Graine de lin, fraîchement moulu (1 cuillère à soupe)

Clous de girofle, moulu (1/8 cuillère à thé)

Blancs d'oeufs (1 tasse)

Lait de coco, léger (1/4 tasse)

Extrait de vanille, pur (1/2 cuillère à café)

Farine de noix de coco (1/4 tasse)

Cannelle moulue (1 cuillère à soupe)

Poudre à pâte, sans gluten (1 cuillère à café)

Instructions:

1. Réglez le four à 375 degrés pour préchauffer. Pendant ce temps, utilisez du papier parchemin pour tapisser votre plaque à pâtisserie.

2. Remplissez un bol moyen avec les ingrédients secs; fouetter pour combiner.

3. Placer les ingrédients humides dans un bol moyen séparé. Utilisez un mélangeur à main pour combiner.

4. Mélangez le mélange sec avec le mélange humide. Laissez la pâte reposer pendant deux minutes ou jusqu'à épaississement.

5. Placer deux cuillerées à soupe de pâte sur la plaque à pâtisserie. Mettre au four pendant 14 à 16 minutes ou jusqu'à ce que le mélange soit au centre.

6. Servir tout de suite.

Smoothie à la vanille

Ingrédients:

Fromage, mascarpone, gras (1/2 tasse)

Glaçons (4 pièces)

Extrait de vanille, pur (1/2 cuillère à café)

Huile de coco (1 cuillère à soupe)

Jaunes d'oeufs, grands (2 morceaux)

Erythritol, en poudre (1 cuillère à soupe) OU stevia, liquide (3 gouttes)

Eau (1/4 tasse)

Garniture:

Crème fouettée (1 cuillerée à soupe)

Instructions:

1. Remplissez le mélangeur avec tous les ingrédients de smoothie.

2. Mélanger jusqu'à ce que le mélange soit bien mélangé.

3. Servir garni de crème fouettée.

Donuts à la limonade

Ingrédients:

Farine d'amande, blanchie, finement moulue (2 cuillères à soupe)

Xylitol (1/4 tasse)

Zeste de citron, fraîchement râpé (1/2 cuillère à café)

Bicarbonate de soude, sans gluten (1/4 cuillère à café)

Compote de pommes, non sucrée (2 cuillères à soupe)

Extrait de vanille, pur, sans gluten (1/4 cuillère à café)

Farine de noix de coco (1/4 tasse)

Sel de mer (1/4 cuillère à café)

Oeufs, portée libre (3 pièces)

Huile de coco, fondue (2 cuillères à soupe)

Extrait de citron (1 cuillère à café)

Garniture:

Huile de coco (1 cuillère à soupe)

Copeaux de zeste de citron (une poignée)

Instructions:

1. Réglez le four à 350 degrés Fahrenheit pour préchauffer.

2. Pendant ce temps, vaporiser une poêle à beignets avec un aérosol de cuisson et mettre de côté.

3. Fouetter tous les ingrédients secs jusqu'à homogénéité. Faites de même avec les ingrédients humides dans un bol séparé. Mélanger les deux mélanges, puis laisser reposer pendant deux à trois minutes ou jusqu'à épaississement.

4. Remplissez un sac de tuyauterie avec la pâte. Presser les formes de beignets sur la poêle.

5. Cuire au four pendant environ vingt minutes ou jusqu'à ce que les beignets de limonade soient cuits.

Shake au fromage et aux mûres

Ingrédients:

Eau (1/2 tasse)

Fromage à la crème, entier (1/4 tasse)

Poudre de vanille, pure (1/4 cuillère à café)

Mûres (1/2 tasse)

Crème à fouetter, lourde (1/4 tasse)

Huile de coco (1 cuillère à soupe)

Instructions:

1. Mélanger les ingrédients du smoothie jusqu'à ce qu'ils soient bien combinés.

2. Servir tout de suite.

Délicieux gâteau au fudge

Ingrédients:

Poudre de cacao (1 cuillère à soupe)

Huile de coco, fondue (1 cuillère à soupe)

Pépites de chocolat, sans produits laitiers, divisés (2 cuillères à soupe)

Protéine en poudre, chanvre, non aromatisé (2 cuillères à soupe)

Blancs d'oeufs (1/4 tasse)

Xylitol, bouleau d'origine (2 cuillères à café)

Instructions:

1. Réglez le four à 375 degrés Fahrenheit pour préchauffer.

2. Garder pour les pépites de chocolat, placer tous les ingrédients dans un bol moyen et mélanger.

3. Remplissez un ramequin (au four) avec le mélange de chocolat. Ajouter les pépites de chocolat sur le dessus avant de les mettre au four.

4. Cuire au four pendant environ vingt à vingt-cinq minutes ou jusqu'à ce que le tout soit pris.

Maca Amande Smoothie

Ingrédients:

Lait de noix de coco (1/4 tasse)

Poudre de collagène (1 cuillère à soupe)

Beurre d'amande, non sucré (1 ½ cuillères à soupe)

Maca en poudre (2 cuillères à café)

Lait d'amande, non sucré (3/4 tasse)

Huile de coco, extra vierge (1 cuillère à soupe) OU huile MCT (1 cuillère à soupe)

Cannelle (1 pincée)

Stevia (5 gouttes)

Instructions:

1. Placez tous les ingrédients dans le mélangeur.

2. Traiter jusqu'à l'obtention d'une consistance lisse.

3. Versez dans le verre et appréciez.

Barres Keto Granola

Ingrédients:

Oeufs (2 pièces)

Noix de coco, râpée / desséchée, non sucrée (50 grammes)

Vanille (1 cuillère à café)

Huile de coco, fondue (50 grammes)

Sel (une pincée)

Noix et graines, mélangés (350 grammes)

Noix de cacao (2 cuillères à soupe)

Beurre de noix (4 cuillères à soupe)

Cannelle, séchée (2 cuillères à café)

Stevia, granulé (3 cuillères à soupe)

Instructions:

1. Remplissez le mélangeur avec tous les ingrédients.

2. Traiter jusqu'à ce que bien-combiné et trapu.

3. Verser dans un plat allant au four (7 "x10") garni de papier sulfurisé.

4. Cuire au four à 350 degrés Fahrenheit pendant environ vingt minutes ou jusqu'à ce que le tout soit bien doré.

5. Servir immédiatement.

Smoothie aux avocats et aux framboises

Ingrédients:

Framboises, congelées (1/2 tasse)

Eau (1 1/3 tasse)

Stevia (1 cuillères à soupe + 1 cuillère à café)

Avocat, mûr, pelé, avec la fosse enlevée (1 pièce)

Jus de citron, fraîchement pressé (3 cuillères à soupe)

Instructions:

1. Placer les framboises, l'avocat, le jus de citron, l'eau et le stévia dans le mélangeur.

2. Traiter jusqu'à ce que le mélange soit bien mélangé et épais.

3. Buvez et appréciez.

Gâteau aux bleuets dans une tasse

Ingrédients:

Farine de noix de coco (1 cuillère à soupe)

Huile de coco, fondue (1 cuillère à soupe)

Extrait de vanille (1/4 cuillère à café)

Sel (un tiret)

Oeuf (1 pièce)

Swerve (1 cuillère à soupe)

Farine d'amande (2 cuillères à soupe)

Poudre à pâte (1/4 cuillère à café)

Bleuets, frais / congelés (2 cuillères à soupe)

Crème épaisse (2 cuillères à soupe + 1 cuillère à café)

Extrait de citron (1/4 cuillère à café)

Instructions:

1. Remplissez un bol moyen avec la farine de noix de coco, la farine d'amande, le sel et la levure chimique. Bien mélanger.

2. Ajouter les fraises et mélanger jusqu'à ce que le tout soit bien mélangé avec le mélange de farine.

3. Après avoir fait fondre l'huile de noix de coco dans le micro-ondes, mélanger avec l'œuf, les extraits, l'édulcorant et la crème épaisse. Battre le mélange de farine pour combiner.

4. Remplissez deux ramequins légèrement graissés avec la pâte préparée et faites cuire dans le four à micro-ondes pendant une à deux minutes ou jusqu'à ce que la pâte soit prête.

5. Servir immédiatement.

Smoothie à la citrouille céleste
Ingrédients:
Lait d'amande, non sucré (1/4 tasse)
Crème fouettée (1/4 tasse)
Yogourt, entier (1/4 tasse)
Erythritol (1 cuillère à café)
Purée de citrouille, faite maison (1/4 tasse)
Épices tarte à la citrouille, fait maison (1/2 cuillère à café)
Huile de noix de coco / MCT (1 cuillère à soupe)
Poudre protéinée, blanc d'oeuf (1/4 tasse)
Cannelle (1/4 cuillère à café)

Instructions:
1. Traitez tous les ingrédients dans le mélangeur jusqu'à ce qu'ils soient épais et lisses.
2. Servir garni de cannelle.
3. Profitez.

Shaker au beurre de cacahuète et aux bananes
Ingrédients:
Lait d'amande, non sucré (1 tasse)
Graines de chia (2 cuillères à soupe)
Stevia, liquide (12 gouttes)
Yogourt grec (1 tasse)
Beurre de cacahuète (2 cuillères à soupe)
Extrait de banane (1/2 cuillère à café)

Instructions:
1. Remplissez le mélangeur avec le beurre de cacahuète, le yogourt, les graines de chia, l'extrait de stévia et l'extrait de banane.
2. Ajouter le lait d'amande, puis mélanger jusqu'à l'obtention d'un mélange bien combiné et lisse.
3. Servir et apprécier.

Chapitre 4 - Les grosses bombes cétogènes qui vous aident à augmenter votre apport en graisses

Bombes à tarte à la citrouille riches enrobées de noix de pécan

Ingrédients:

Beurre de noix de coco (2 onces)

Noix de pécan (1/2 tasse)

Huile de coco, fondue (1/2 tasse)

Tarte à la citrouille épice (2 cuillères à café)

Purée de citrouille (1/2 tasse)

Erythritol (1/4 tasse)

Instructions:

1. Mélanger tous les ingrédients, sauf les noix de pécan, dans un grand bol.

2. Transférer le mélange de bombe de graisse dans des moules.

3. Faire griller les noix de pécan sur le milieu pendant deux minutes ou jusqu'à ce qu'elles soient parfumées et légèrement dorées. Verser sur une plaque à pâtisserie et étendre pour former une couche uniforme.

4. Rouler les grosses bombes sur les noix de pécan avant de les réfrigérer.

5. Servir et apprécier.

Moka et poivrée Fat Bombs

Ingrédients:

Huile de coco, fondue (3 cuillères à soupe)

Extrait de menthe poivrée (1/4 cuillère à thé)

Stevia (5 gouttes)

Beurre de noix de coco, fondu (3/4 tasse)

Graines de chanvre (3 cuillères à soupe)

Poudre de cacao biologique (2 cuillères à soupe)

Instructions:

1. Combiner l'huile de coco (1 cuillère à soupe), le beurre de noix de coco, l'extrait de menthe poivrée et les graines de chanvre. Presser dans des moules et placer au réfrigérateur.

2. Une fois que les bombes graisseuses refroidies sont sur le point d'atteindre, versez dessus un mélange d'huile de coco (2 cuillères à soupe), de stévia et de poudre de cacao.

3. Placer dans le réfrigérateur pour refroidir à nouveau jusqu'à consistance ferme.

Bombes de noix de coco et de mûres

Ingrédients:

Huile de noix de coco (1 tasse)

Jus de citron (1 cuillère à soupe)

Beurre de noix de coco, de préférence fait maison (1 tasse)

Mûres (1/2 tasse)

Poudre de vanille (1/4 cuillère à café)

Stevia (1/2 cuillère à café)

Instructions:

1. Faire chauffer les mûres, l'huile de coco et le beurre de noix de coco à feu moyen. Remuer jusqu'à homogénéité, puis verser dans le mélangeur.

2. Verser le reste des ingrédients et mélanger jusqu'à ce qu'ils soient bien mélangés.

3. Versez le mélange dans un plat allant au four tapissé de papier parchemin (6x6) et laissez refroidir au réfrigérateur.

4. Après environ une heure, trancher le mélange durci en bouchées de 16 grosses bombes.

5. Servir et apprécier.

Truffes au fromage et à la framboise

Ingrédients:

Fromage à la crème, ramolli (8 onces)

Crème épaisse (2 cuillères à soupe)

Extrait de framboise (3 cuillères à café)

Huile de coco, fondue (1/4 tasse)

Sel (1/4 cuillère à café)

Swerve, en poudre (1/2 tasse)

Colorant alimentaire, rouge naturel (3 gouttes)

Stevia (1 cuillère à café)

Pépites de chocolat, sans sucre, fondues (1 ½ tasse)

Instructions:

1. Remplissez le bol du batteur sur socle avec le Swerve en poudre et le fromage à la crème ramolli. Mélanger jusqu'à ce que tout soit bien combiné et lisse. Ajouter l'extrait de framboise, la crème épaisse, le colorant alimentaire rouge naturel, le sel et la stévia. Mélanger jusqu'à homogénéité, puis couler progressivement dans l'huile de noix de coco pendant que vous continuez à mélanger. Placer le mélange de framboises dans le réfrigérateur et laisser refroidir pendant une heure.

2. Une fois refroidi, mouler la pâte en boules et ensuite disposer sur une plaque à pâtisserie recouverte de papier parchemin. Placer au congélateur pendant une heure.

3. Tremper chaque truffe dans le chocolat fondu et disposer sur la plaque à pâtisserie (nouvellement doublé). Placer dans le réfrigérateur.

4. Servir après une heure. Prendre plaisir.

Fudge au beurre d'arachide de Keto

Ingrédients:

Huile de noix de coco (1 tasse)

Stevia, liquide (2 cuillères à café)

Beurre de cacahuètes, non sucré, non salé (1 tasse)

Lait d'amande, vanille (1/4 tasse)

Sel (une pincée)

Sauce au chocolat:

Huile de coco, fondue (2 cuillères à soupe)

Poudre de cacao, non sucrée (1/4 tasse)

Swerve (2 cuillères à soupe)

Instructions:

1. Placer l'huile de noix de coco et le beurre de cacahuète dans une casserole. Chauffer à feu doux et laisser fondre avant de bien mélanger. Verser dans le mélangeur.

2. Ajouter tous les autres ingrédients dans le mélangeur et mélanger jusqu'à homogénéité.

3. Transférer le mélange dans un moule à pain garni de parchemin. Placer au réfrigérateur pendant deux heures ou jusqu'à ce que le tout soit pris.

4. Entre-temps, fouetter les ingrédients de la sauce au chocolat ensemble.

5. Servir le fudge arrosé de sauce au chocolat.

Bonbons Coco Choco

Ingrédients:

Huile de noix de coco (1/2 tasse)

Faire pencher, en poudre (3 cuillères à soupe)

Beurre de noix de coco (1/2 tasse)

Noix de coco, râpée, non sucrée (1/2 tasse)

Garniture:

Chocolat, non sucré (1 once)

Poudre de cacao (1/4 tasse)

Chocolat, noir, sans sucre, fondu (3 onces) OU beurre de cacao (1 ½ onces)

Swerve, en poudre (1/4 tasse)

Extrait de vanille (1/4 cuillère à café)

Instructions:

1. Utilisez des mini-paquebots (20 pièces) pour tapisser votre mini-moule à muffins.

2. Faire fondre l'huile de coco avec le beurre de noix de coco en chauffant à feu doux. Une fois fondu, remuer pour combiner. Ajouter l'édulcorant et la noix de coco râpée; remuer jusqu'à homogénéité dans le mélange de bonbons.

3. Scoop le mélange de bonbons dans les moules à muffins. Congeler pendant une demi-heure ou jusqu'à ferme.

4. Pendant ce temps, placez le chocolat non sucré et le beurre de cacao dans un bol moyen placé au-dessus d'une casserole remplie d'eau frémissante. Remuer pour faire fondre et combiner, puis mélanger l'édulcorant en

poudre (tamisé). Ajouter la poudre de cacao; remuer jusqu'à homogénéité et mélanger. Ajouter l'extrait de vanille après l'avoir retiré du feu, puis remuer à nouveau.

5. Sortez les bonbons froids du réfrigérateur et étouffez avec la garniture au chocolat. Laisser reposer pendant quinze minutes ou jusqu'à ce que la garniture soit prête.

6. Servir et apprécier.

Mini tartelettes au citron sans sucre

Ingrédients:

Croûte:

Noix de coco, séchée, râpée finement (3/4 tasse)

Jus de citron, fraîchement pressé (3 cuillères à soupe)

Huile de coco / ghee / beurre, fondu (4 ½ cuillères à soupe)

Farine, noix de cajou / amande (1 tasse)

Swerve (1 cuillère à soupe)

Extrait de vanille (1 ½ cuillères à café)

Sel (1/4 cuillère à café)

Remplissage:

Lait, entier, noix de coco / amande (1/3 tasse)

Extrait de citron (2 cuillères à café)

Faire pencher, en poudre (3 cuillères à soupe)

Sel (1/4 cuillère à café)

Huile de noix de coco / ghee / beurre, ramolli à la température ambiante. (1/2 tasse)

Jus de citron, fraîchement pressé (1/3 tasse)

Extrait de vanille, sans sucre (1 cuillère à café)

Zeste de citron, fraîchement râpé (2 cuillères à soupe)

Instructions:

1. Pour préparer la croûte, placez les ingrédients dans un grand bol. Bien mélanger avant de rouler dans une forme de bûche. Trancher en 24 portions égales, puis rouler en boules. Presser sur deux moules mini-muffins graissés. Placer dans le réfrigérateur.

2. Pendant ce temps, préparez la farce en battant d'abord l'huile de noix de coco / beurre jusqu'à consistance mousseuse. Incorporer le lait, l'édulcorant, le zeste, le jus de citron, le sel et les extraits jusqu'à ce qu'ils soient bien mélangés et lisses.

3. Préparez les tartelettes en les ramassant dans les croûtes, en les réfrigérant pendant une heure et en les servant immédiatement.

Barres aux amandes

Ingrédients:

Base:

Beurre d'amande (1/2 tasse)

Cacao, cru (6 cuillères à soupe)

Vanille (1 cuillère à café)

Huile de noix de coco (1/2 tasse)

Stevia (5 cuillères)

Érythritol (3 cuillères à soupe)

Garniture:

Amandes effilées (1 poignée)

Huile de noix de coco (7 cuillères à soupe)

Vanille (1 ½ cuillères à café)

Gomme de Xantham (1/16 cuillère à café)

Flocons de noix de coco non sucrés (1 2/3 tasse)

Stevia, en poudre (1/3 tasse)

Flocons de noix de coco (1/4 cuillère à café)

Instructions:

1. Préparez la base: Faites chauffer le beurre d'amande et l'huile de coco dans une casserole chauffée à feu doux. Incorporer la stevia et le cacao cru et bien mélanger. Ajouter l'érythritol et remuer pour combiner. Une fois le mélange épaissi, éteignez le feu. Ajouter la vanille dans le mélange avant de verser dans un plat allant au four (8x8). Congeler jusqu'à durcissement.

2. Préparer la garniture: Chauffer l'huile de noix de coco à feu moyen-doux pour faire fondre avant de remuer dans les flocons de noix de coco. Ajouter les flocons de noix de coco, les flocons de noix de coco non sucrés, la gomme de xantham, la vanille et la stevia en poudre. Mélanger et laisser mijoter jusqu'à épaississement.

3. Verser la garniture préparée sur la base durcie. Terminer avec les amandes effilées et servir immédiatement.

Barres de graisse de cannelle

Ingrédients:

Cannelle (1/8 cuillère à café)

Noix de coco, crémée, coupée en morceaux (1/2 tasse)

1er glaçage:

Beurre d'amande (1 cuillère à soupe)

Huile de coco, extra vierge (1 cuillère à soupe)

2ème glaçage:

Cannelle (1/2 cuillère à café)

Beurre d'amande (1 cuillère à soupe)

Instructions:

1. Tapisser un moule à pain avec du papier sulfurisé; mettre de côté.

2. Avec des mains propres, mélanger la crème de noix de coco avec la cannelle dans un grand bol. Transférer le mélange dans le moule à pain doublé, en tapotant légèrement pour uniformiser la surface.

3. Pour préparer le 1er glaçage, placer le beurre d'amande et l'huile de noix de coco dans un bol moyen. Fouetter jusqu'à homogénéité, puis verser et répartir sur la noix de coco à la crème. Congeler pendant dix à quinze minutes.

4. Pour préparer le deuxième glaçage, fouetter le beurre d'amande et la cannelle ensemble avant de verser sur vos grosses barres. Retour au congélateur pendant dix minutes.

5. Coupez en petits morceaux, servez et appréciez.

Macadamia au chocolat Fat Bombs

Ingrédients:

Poudre de cacao, non sucrée (2 cuillères à soupe)

Beurre de cacao (2 onces)

Swerve (2 cuillères à soupe)

Crème épaisse (1/4 tasse)

Macadamias, haché (4 onces)

Instructions:

1. Placer le beurre de cacao dans une casserole posée au-dessus d'une grande casserole remplie à moitié d'eau. Chauffer à feu moyen et laisser fondre le beurre de cacao.

2. Une fois que le beurre de cacao est fondu, incorporer la poudre de cacao.

3. Ajoutez le Swerve. Mélanger, puis ajouter les macadamias hachées.

4. Verser la crème épaisse et remuer jusqu'à ce que le tout soit bien mélangé.

5. Laisser le mélange refroidir légèrement avant de le verser dans des moules en papier. Laisser reposer encore cinq minutes avant de le placer au réfrigérateur pendant deux à trois heures ou jusqu'à ce qu'il soit durci.

6. Servir et apprécier.

Bombes Fat Vanilla

Ingrédients:

Gousse de vanille (1 pièce) OU extrait de vanille, sans sucre (2 cuillères à café)

Huile de coco, extra vierge (1/4 tasse)

Erythritol, en poudre (2 cuillères à soupe)

Noix de macadamia, non salées (1 tasse)

Beurre, nourri à l'herbe (1/4 tasse)

Stevia, vanille (12 gouttes)

Instructions:

1. Remplissez le mélangeur avec les noix de macadamia et continuez jusqu'à consistance lisse.

2. Ajouter l'huile de coco (fondue) et le beurre (ramolli); remuer pour combiner.

3. Incorporer la stevia et l'érythritol. Une fois que tout est bien combiné, verser le mélange dans des mini moules à muffins.

4. Réfrigérer pendant une heure ou jusqu'à durcissement.

5. Servir et apprécier.

Truffes au chocolat Keto

Ingrédients:

Remplissage:

Crème épaisse (2 cuillères à soupe + 2 cuillères à café)

Extrait de chocolat (1 ¼ cuillères à café)

Chocolat, noir, faible teneur en glucides, de préférence fait maison (5 onces)

Extrait de vanille (1/2 cuillère à thé)

Enrobage:

Beurre de cacao (1/2 once)

Chocolat au four, non sucré (2 onces)

Renversez les confiseurs (1 cuillère à soupe)

Extrait de vanille (1/4 cuillère à café)

Extrait de Stevia (1/8 cuillère à café)

Instructions:

1. Placez le chocolat dans le bain-marie pour faire fondre. Pendant ce temps, placer la crème et l'extrait de vanille dans le four à micro-ondes. Chauffer jusqu'à ce qu'il soit fondu et bouillonnant, puis incorporer l'extrait de chocolat et le chocolat fondu.

2. Laisser le mélange tremper pendant quatre à cinq minutes avant de le transférer dans un bol moyen. Couvrir avec un film alimentaire et réfrigérer pendant la nuit.

3. Laissez la ganache refroidie reposer à température ambiante pendant dix minutes. Former des boulettes avec une cuillère à biscuits et disposer sur un plateau garni de papier parchemin. Retournez au réfrigérateur.

4. Entre-temps, placer les ingrédients de la sauce au chocolat dans le bain-marie. Une fois fondu, verser dans un bol moyen.

5. Tremper les boules de chocolat dans la sauce au chocolat trois fois, en laissant une minute pour que la sauce se règle après la première et la deuxième trempette.

6. Servir immédiatement.

Fudgy Pecan Fat Bombs

Ingrédients:

Noix de pécan, hachées grossièrement (1/2 tasse)

Huile de noix de coco (1/2 tasse)

Beurre de cacao, qualité alimentaire (4 onces)

Poudre de cacao, non sucrée (4 cuillères à soupe)

Crème épaisse (1/3 tasse)

Erythritol (4 cuillères à soupe)

Instructions:

1. Faire fondre l'huile de coco et le beurre de cacao dans le bain-marie. Mélanger, puis ajouter la poudre de cacao. Fouetter jusqu'à consistance lisse et bien mélanger.

2. Versez le mélange de cacao dans le mélangeur. Ajouter dans l'érythritol et traiter pendant une minute. Ajouter la crème et mélanger pendant cinq minutes ou jusqu'à homogénéité.

3. Versez le mélange dans des moules en silicone. Ajouter les noix de pécan, en remplissant chaque moule à mi-chemin.

4. Placer au réfrigérateur pendant quatre heures ou jusqu'à ce qu'il soit complètement fermé.

5. Retirez les grosses bombes de leurs moules et servez-les immédiatement.

Beurre de cacahuètes et boules de chocolat

Ingrédients:

Farine de noix de coco (2 cuillères à soupe)

Extrait de vanille (1 cuillère à café)

Beurre, ramolli (1/2 bâtonnet)

Beurre de cacahuète, naturel (1/2 tasse)

Poudre protéinée, lactosérum, sans arôme / vanille (2 cuillères)

Swerve, en poudre (1 ½ tasse)

Pépites de chocolat, sans sucre, cassées (1/2 tasse) OU tablettes de chocolat, sans sucre, fondues (1/2 tasse)

Instructions:

1. Déposer le beurre et le beurre d'arachide dans un bol moyen. Battre avec un batteur à main jusqu'à homogénéité et bien mélanger.

2. Versez la poudre de protéine ainsi que l'extrait de vanille. Battre à nouveau jusqu'à bien mélanger.

3. Ajouter l'édulcorant en poudre et battre jusqu'à ce que le mélange soit bien incorporé dans une pâte épaisse.

4. Mouler la pâte en boules de taille égale. Disposer sur une plaque à pâtisserie tapissée de papier parchemin.

5. Arroser de chocolat fondu sur les boulettes avant de les mettre au réfrigérateur.

6. Une fois que les boules refroidies sont durcies, servez immédiatement.

Conclusion

Merci encore d'avoir téléchargé ce livre!

J'espère que ce livre a pu vous aider à réaliser que vivre le style de vie cétogène ne signifie pas se limiter à des plats fades et désagréables pour le reste de votre vie. Beaucoup de desserts et d'autres recettes de friandises sont disponibles pour répondre aux directives du régime cétogène, dont beaucoup se trouvent dans ce livre.

La prochaine étape est d'essayer d'expérimenter avec d'autres recettes de friandises sucrées, en utilisant des ingrédients autorisés sur le plan de régime cétogène.

Enfin, si vous avez apprécié ce livre, prenez le temps de partager vos réflexions et de poster un commentaire sur Amazon. Ce serait grandement apprécié!

Merci et bonne chance!

Made in the USA
Middletown, DE
09 May 2021